Dieta Cetogênica

Um guia abrangente para iniciantes e métodos eficazes

para perder peso e melhorar sua saúde

(O guia definitivo para preparar refeições instantâneas

para cetogênicos)

I0135113

Beatriz dos Albuquerque

Índice

Capítulo 1: O Que É A Dieta Cetogênica?

A dieta cetogênica é uma dieta com pouco ou nenhum carboidrato, mas difere de outras dietas com pouco carboidrato porque manipula a proporção de carboidratos para gorduras e proteínas para promover o metabolismo da gordura. fonte de propulsão

A gordura, como fonte secundária de combustível, raramente é usada. Isso significa que o excesso de gordura será armazenado e continuará a adicionar quilos extras.

A única maneira de perder gordura com uma dieta "normal" é comer menos gordura e se exercitar muito para aumentar o gasto de energia com calorias diárias, razão pela qual a maioria das pessoas não perde peso.

Por outro lado, a dieta cetogênica usa gordura como combustível, o que significa que ela é usada, não armazenada. Perder peso, em seguida, torna-se fácil. Além da perda de peso, a dieta cetogênica também é conhecida como dieta de "cura".

Foi demonstrado que a restrição de açúcar ajuda no tratamento e prevenção de inúmeras doenças, incluindo doenças cardiovasculares, pressão alta, câncer, epilepsia e muitos sinais de envelhecimento. A curiosidade envolve a manipulação de carboidratos, gorduras e proteínas para cetose metabólica.

É um estado em que o corpo, privado de carboidratos e açúcares normais, é forçado a usar a gordura como seu principal combustível. Portanto, a proporção de gordura e proteína é significativamente maior do que a de carboidratos em geral.

Claro, comer menos carboidratos também significa menos insulina em seu corpo. Menos insulina; Menos reservas de glicose e gordura. É por isso que a dieta cetogênica tem sido tão bem-sucedida em ajudar pessoas com diabetes.

Regula os níveis de açúcar naturalmente. As proporções de carboidratos, gorduras e proteínas podem variar. Muitas pessoas permitem até 10 0 gramas de carboidratos por dia e ainda perdem peso. Em uma dieta mais rigorosa, a ingestão de carboidratos pode ser entre 2 10 e 20 gramas por dia. Quanto menos carboidratos, mais rápida a perda de peso, mas a dieta é muito flexível. Na dieta cetogênica, você não conta calorias.

Você rastreia sua ingestão de carboidratos e ajusta-a para gordura e proteína. Em uma dieta cetogênica típica, 60% das calorias vêm da gordura, 2 10 -20% da proteína e 210 % dos carboidratos. O açúcar é a única restrição alimentar e você deve evitá-lo.

A cetose dietética não é uma moda passageira. Numerosos estudos científicos demonstraram os benefícios terapêuticos da cetose. Discuta a dieta cetogênica com seu médico se desejar consumir menos açúcar, perder peso ou prevenir certas doenças.

Capítulo 2: Escolha Seus Pensamentos

"O universo é mudança; nossa vida é o que nossos pensamentos fazem dela."

Marco Aurélio

"Você está hoje onde seus pensamentos o trouxeram; você será amanhã

onde seus pensamentos te levam."

James Allen

Se você quer melhorar sua vida, a primeira coisa que você precisa fazer é melhorar sua

pensamentos. Seus pensamentos criam sua realidade, então é melhor tê-los sob ao controle! Ao controlar seus pensamentos, em última análise, você controla sua vida e sua

destino. Portanto, observe seus pensamentos de vez em quando. Citação do Peregrino da Paz "Se

você percebeu o quão poderosos são seus pensamentos, você nunca pensaria um negativo

pensamento." diz tudo: não fique preso a pensamentos negativos. Substitua-os por

pensamentos positivos como "tudo vai ficar bem" todas as vezes

eles surgem.

Pense positivo! Uma pessoa que pensa positivamente não é um sonhador, que pensa lá não há problemas na vida. Em vez disso , ele ou ela reconhece que os problemas são

oportunidades de crescer, e sabe que elas só têm o significado que são

dado. Pensamento positivo é ver a realidade como ela é, aceitá-la e fazer o melhor

disso. Não deixe seus pensamentos dominarem você, em vez disso, domine seus pensamentos e

controlar sua qualidade. Treine sua mente para se concentrar apenas em coisas positivas, criativas,

e pensamentos inspiradores. Se você treinar sua mente assim por um tempo, você verá que as circunstâncias de sua vida também mudam. Você é o criador do seu

pensamentos, mas você não é seus pensamentos. Seus pensamentos são energia e a energia

segue o pensamento. Pensamentos criam emoções, que criam comportamento, que

crie ações, e essas ações têm consequências em sua vida diária.

PENSAMENTO   EMOÇÃO
COMPORTAMENTO AÇÃO

Seus pensamentos dependem de suas crenças sobre a vida. Se você não gosta do que você é

recebendo então dê uma olhada no que você está enviando! Tudo o que está em seu

a vida foi criada por seus pensamentos, expectativas e crenças. Então analise

eles! Se você mudar suas crenças, obterá novos resultados!

Pratique um pensamento com frequência suficiente para que se torne uma crença, e seu comportamento

e as ações seguirão seu exemplo. Por exemplo, se você se preocupa constantemente em não

tendo dinheiro suficiente, você criará comportamentos baseados no medo. Você vai jogar menor.

Você tentará manter o dinheiro que tem em vez de jogar para ganhar.

Etapa de ação:

Tente não ter pensamentos negativos por 8 8 horas. Bloqueie-os desde o primeiro

momento e substituí-los com pensamentos positivos de amor, paz e

compaixão. Mesmo que pareça difícil no começo, aguente firme. Fica

mais fácil. Em seguida, tente isso por 10 dias e, finalmente, uma semana. O que mudou no seu

vida desde que você começou a pensar positivamente?

Capítulo 3: Como Normalmente Funciona A Perda De Peso?

E se eu te dissesse que perder peso é realmente muito fácil? Você pode acreditar que eu perdi a cabeça. Se você é como a maioria das pessoas que lutam contra o peso, a palavra "simples" não vem à sua mente quando solicitado a descrever a dieta.

É fácil ficar frustrado com a perda de peso. Muitas pessoas lutam para perder peso e manter sua perda de peso. No entanto, quando visto à distância, o metabolismo humano é bastante simples.

Na verdade, pode ser reduzido a uma fórmula matemática simples: calorias consumidas menos calorias gastas. Ao tentar perder peso, você tem apenas duas opções. Pode parecer que existem inúmeras opções e sistemas para perda de peso, mas, na realidade, existem apenas três. O restante é uma variante desses três métodos ou categorias.

Capítulo 4: Coma Menos Calorias, Mas Queime A Mesma Quantidade De Energia.

Em qualquer dia, você já está queimando calorias. Está certo! Simplesmente lendo este livro, você está queimando calorias. Na verdade, quando você acorda e respira e digere alimentos ao longo do dia, além de bombear sangue, está queimando calorias.

O ponto principal é que, se o seu corpo faz alguma coisa, ele requer energia. Em outras palavras, está queimando calorias. Isso é chamado de taxa de queima passiva de calorias. Se você ingerisse menos calorias do que a quantidade de energia de que seu corpo precisa para funcionar todos os dias, seu corpo seria forçado a olhar para a energia armazenada.

Em outras palavras, ele começa a comer sua gordura e, eventualmente, seus tecidos musculares. É assim que funciona. Seu corpo precisa obter energia suficiente de alguma forma para ser capaz de fazer o que precisa no dia a dia. Quando há um déficit entre a quantidade de calorias que você ingere e a quantidade de energia que você queima, seu corpo começa a queimar gordura.

Abacate Recheado Com Taco

Ingredientes

- 1/2 xícara de queijo mexicano ralado

- 1 xícara de alface ralada

- 1 xícara de tomate-uva esquartejado

- Creme de leite, para cobrir
- 8 abacates maduros

- Suco de 2 lima

- 2 Colher de Sopa. azeite extra virgem

- 2 cebola média, picada

- 2 kg de carne moída

- 2 pacote de tempero para tacos

- sal Kosher

- Pimenta preta moída na hora

instruções

a. Corte os abacates ao meio e retire o caroço.

2. Com uma colher, retire um pouco do abacate para criar um poço maior.

3. Corte o abacate que você removeu com a colher e reserve para mais tarde.

4. Esprema o suco de limão sobre todos os abacates.

5. Isso evitará que escureçam.

6. Aqueça uma frigideira média em fogo médio.

7. Adicionar óleo.

8. Adicione a cebola à frigideira e cozinhe por cerca de 10 minutos, ou até

9. ficar macia.

10. Adicione a carne moída e o tempero do taco.

11. Desfie a carne com uma colher de pau.

12. Tempere com sal e pimenta.

13. Cozinhe por cerca de 6 minutos, ou até que a carne não esteja mais rosada.

1. Retire do fogo e escorra a gordura.

14. Encha cada abacate com carne.

15. Adicione o abacate cortado, queijo, alface, tomate e creme de

16. leite por cima da carne.

17. Sirva e coma.

Capítulo 5: O Que É A Dieta Do

Protocolo Autoimune

Através da eliminação e identificação de alimentos inflamatórios, aditivos e intolerâncias, a Dieta do Protocolo Autoimune (AIP) visa reduzir a gravidade dos sintomas associados às doenças autoimunes. A dieta é restritiva, principalmente nos estágios iniciais, mas muitas pessoas com doenças autoimunes a usam na esperança de encontrar uma abordagem dietética de longo prazo que alivie os sintomas. Aqui estão todas as informações que você precisa sobre a Dieta do Protocolo Autoimune.

O que é especificamente a Dieta do Protocolo Autoimune?

A origem da dieta do protocolo autoimune é a dieta paleo, também conhecida como dieta do homem das cavernas ou caçador-coletor. A dieta paleo baseia-se no consumo de alimentos integrais ou minimamente processados, como faziam nossos ancestrais, e tem como objetivo melhorar e restaurar a saúde, reduzindo as inflamações causadas pela alimentação moderna. A dieta AIP emprega esses mesmos princípios paleo, mas vai um passo além, empregando um protocolo de eliminação para identificar alimentos adicionais que podem desencadear respostas imunes inflamatórias. O objetivo da dieta AIP é evitar esses alimentos específicos em um esforço para aliviar os sintomas autoimunes.

A pesquisa é extremamente limitada e está focada em grupos muito pequenos com a mesma doença. Alguns estudos também carecem de um grupo de controle, e há possíveis conflitos de interesse em outras pesquisas. No geral, são necessárias mais pesquisas para estabelecer uma conclusão sobre a eficácia da dieta AIP.

Os resultados dos poucos estudos disponíveis são principalmente positivos, e isso é particularmente promissor para pessoas que têm opções limitadas de tratamento ou opções que não são altamente eficazes. Relatórios anedóticos sugerem algum nível de alívio dos sintomas, variando de leve a significativo, e parece oferecer algum nível de benefício para condições autoimunes, como doença do intestino irritável, de acordo com estudos publicados em 202 7 e 202 9 da Scripps Clinic em La Jolla, Califórnia. No entanto, é importante lembrar que, de acordo com a Autoimmune Association, existem mais de 2 00 doenças autoimunes, portanto, apenas porque a AIP pode se mostrar promissora em uma doença, não será necessariamente eficaz em outras.

Alguns defensores dizem que a AIP pode ser um divisor de águas para o gerenciamento de doenças autoimunes, mas outros acham os benefícios mínimos para uma dieta tão restrita. O verdadeiro desafio é seguir a dieta AIP, que é muito restritiva, principalmente durante as fases de eliminação e reintrodução, e adaptar-se a escolhas alimentares limitadas.

Frango Tailandês E Arroz

INGREDIENTES

• Carne

de um frango inteiro desfiado

• Sal a gosto

• Óleo de coco para cozinhar

• 2 colher de sopa de coco aminos
ou tamari

molho de soja (opcional)

• 1 xícara de coentro picado (para
enfeitar)

• 2 cabeça de couve-flor

• 2   colher de sopa de gengibre
fresco ralado

• 6 ovos

• 6   pimentas, escolha a sua
preferida

- 6 dentes de alho amassados

INSTRUÇÕES

1. Quebre a couve-flor em floretes e processe até formar uma
2. textura de arroz.
3. Coloque a couve-flor em uma panela grande com óleo de coco e refogue o
4. arroz de couve-flor. Manter
   - fogo em médio e mexa regularmente.
5. Em uma panela separada, mexa os ovos em um pouco de óleo de coco.
6. Adicione o
7. ovos mexidos ao arroz de couve-flor.
8. Adicione o gengibre, o alho e as pimentas picadas.

9. Quando o arroz de couve-flor estiver macio, adicione a carne de frango desfiada.

10. Adicione o molho de soja coco aminos/tamari e sal a gosto. Misturar

11. Nós vamos.

12. 7. Decore com coentro.

Jalapeño Dijon Frango Grelhado

Ingredientes:

4 colheres de sopa. mel orgânico cru

4 colheres de chá. sal

2 Colher de Sopa. alecrim fresco, picado

2 colher de chá. pimenta

2 limão

6 libras. coxas de frango, pele opcional

8 jalapenos, em cubos 4 dentes de alho, prensados

4 colheres de sopa. Azeite extra virgem Kasandrios

8 colheres de sopa. mostarda dijon

Processo:

Combine todos os ingredientes, exceto o limão, em uma tigela para marinar o frango.

Deixe marinar por pelo menos algumas horas, mas 20 a 24 horas na geladeira é o ideal.

Quando estiver pronto para cozinhar, pré-aqueça a grelha em fogo médio/médio alto ou

cerca de 450 ° F.

Quando a grelha estiver pronta, coloque as coxas de frango na grelha e cozinhe entre 1000 minutos de cada lado.

Use um termômetro de carne para garantir que o frango esteja cozido e a pelo menos 250 °F.

Depois de pronto, coloque todas as coxas de frango em papel alumínio, esprema o suco de limão

sobre o frango e feche o papel alumínio.

Deixe cozinhar com o sumo de limão

por cerca de 25 a 30 minutos.

Sirva e aproveite.

Panqueca De Amêndoa E Coco

Ingredientes:

4 colheres de eritritol

1/2 xícara de farinha de coco

2 xícara de farinha de amêndoa

Pitada de sal

12 ovos grandes

2   colher de chá de extrato de baunilha

12 colheres de sopa de leite de amêndoa, sem açúcar

2 colher de fermento em pó

Instruções:

1. Bata todos os ingredientes na tigela da batedeira até ficar homogêneo.
2. Aqueça a panela em fogo médio-baixo.
3. Despeje a massa na frigideira quente e faça pequenas panquecas.
4. Cubra e cozinhe cerca de 5-10 minutos, depois vire para o outro lado e cozinhe por 1-5
5. minutos ou até dourar.
6. Repita com a massa restante.
7. Sirva e aproveite.

Esta Salada É Muito Rica Em

Proteínas. Apreciar.

Ingredientes para o molho:

- 4 colheres de sopa. cebola picada

- Sal e pimenta a gosto

- 2 colher de sopa. azeite

- 2 colher de sopa. vinagre branco

- 2 colher de chá. Mostarda Dijon

Ingredientes para Salada Cobb:

2 ovo cozido fatiado

4 xícaras de verduras picadas

2 abacate fatiado

8 fatias de bacon cozidas e fatiadas

¼ xícara de frango cozido em cubos

1 xícara de tomate picado

1 xícara de queijo azul

4 colheres de sopa de queijo azul

Instruções:

1. Organize os verdes em um prato Organize fileiras de frango, tomate em cubos, queijo azul,

fatias de ovo, fatias de abacate e pedaços de bacon em cima dos verdes.
2. Combine todos os ingredientes de molho.
3. Regue o molho sobre a salada.

Capítulo 6: Caçarola Ruben

Aqui está o resultado final! Foi EXTREMAMENTE delicioso; Altamente viciante.

O primeiro ingrediente desta receita é a carne enlatada. Fiz Corned Beef e Crockpot Coubage extras porque sabia que estaria experimentando outras receitas.

Comece cortando a carne enlatada em fatias finas.

As fatias são então cortadas em pedaços pequenos.

Como na grande maioria das minhas receitas, comece a jogar os ingredientes em sua enorme tigela de aço inoxidável.

Use um ralador de caixa para criar fatias finas de cebola.

Usando o mesmo ralador de caixa, rale 8 onças de queijo suíço Carlsberg. Como você

Como você provavelmente já sabe, prefiro ralar meu próprio queijo a comprá-lo.

proporcional. Isso geralmente resulta em um produto superior que derrete mais facilmente nas receitas. Sobre

Além disso, a maioria dos fabricantes adiciona fécula de batata aos queijos ralados para evitar que grudem. Isso adiciona carboidratos e toxinas.

Incorpore os queijos, a cebola e a lata de chucrute na tigela grande.

Segue-se o molho Thousand Island. Eu utilizei a ilha Kraft mil comumque adicionou 8 carros por porção. No entanto, se você tiver disponível, Walden

O Molho Farms Thousand Island é isento de açúcar e não possui carboidratos.

Então

adicione o molho, adicione um pouco de maionese e um pouco de pimenta e terminamos com o

ingredientes!

Misture na tigela para combinar todos os líquidos e sólidos.

Unte uma assadeira de 8″. Você também pode fazer isso no tamanho padrão maior por apenas

dobrando todos os ingredientes.

Espalhe a mistura na assadeira e leve ao forno.

Aqui está a caçarola no meio do forno, borbulhando!

E é isso! Retire quando começar a dourar nas bordas.

Caçarola Ruben

Ingredientes:

16 onças. Carlsberg

8 onças. Queijo cheddar

1 Xícara de Molho Mil Ilhas

½ xícara de maionese

20 oz. Carne Enlatada Cozida

120g Cebola (2 Pequena)

2 lata de chucrute (2 8 ,10 onças)

Pimenta a gosto

Instruções

1. Fatie e depois pique a carne enlatada, adicione à tigela grande
2. Usando um maior com a abertura grande, rale a cebola, adicione à tigela

3. Usando o mesmo ralador com a abertura grande, rale o Carlsberg, adicione
4. para a tigela
5. Escorra uma lata de chucrute e adicione à tigela
6. Adicione o queijo cheddar à tigela
7. Meça 1 xícara de molho Thousand Island e ½ xícara de maionese e adicione
8. para a tigela
9. Adicione pimenta fresca a gosto
10. Misture e espalhe em uma forma untada de 40 cm
11. Cozinhe a 700 graus por 70 minutos

Salada Fácil De Ovos

Ingredientes:

2 colher de chá de caril em pó

1 xícara de maionese

12 ovos cozidos, descasque e pique

Instruções:

1. Adicione todos os ingredientes na tigela da batedeira e misture bem.
2. Sirva e aproveite.

Omelete Com Brócolis E Tomate

- 4 ovos;
- / xícara (chá) de brócolis crus repicados;
- 2 tomate picado;
- 2 colher (sopa) de queijo ralado a gosto;
- Sal e pimenta-do-reino a gosto;
- Azeite de oliva extravirgem, manteiga ou óleo de coco, o quanto
- Numa frigideira, salteie os brócolis e o tomate no azeite.

- Numa vasilha, bata levemente os ovos.
- Tempere com o sal e a pimenta.
- Distribua os ovos sobre os brócolis e o tomate. baste.
- Salpique o queijo por cima e deixe cozinhar.

Rendimento   2   **Porções**
M. de Preparo 20 Minutos

Frango Assado De Laranja

Ingredientes

2 colher de chá de tomilho seco

1 colher de chá de sal marinho

1 colher de chá de pimenta preta moída na hora

2 frango assado inteiro

1/2 xícara de água

1 xícara de azeite

4 colheres de sopa de raspas de laranja

2 colher de chá de orégano seco

Preparação

1. Combine orégano, tomilho, sal marinho, pimenta preta, azeite
2. e água.
3. Despeje a mistura sobre o frango em uma assadeira. Próximo,
4. cubra com papel alumínio e leve ao forno por 180 minutos em
5. pré-aquecido, forno a 450graus Fahrenheit, até que o frango esteja
6. marrom dourado e crocante.

Almôndegas De Carne Com Feijão

Branco

- Sal
- Pimenta preta moída
- 2 xícara de cebola picada
- 2 maço de salsa picada
- 2 xícara de cenoura picada
- 4 quilos de almôndegas assadas
- 4 colheres de sopa.

óleo de coco

- 2 ramo de tomilho seco
- 2 ramo de tomilho seco
- 4 xícaras de feijão branco cru não cozido
- 8 xícaras de caldo de carne

50

Instruções

1. Adicione todos os ingredientes, exceto as almôndegas, e cozinhe em fogo alto por 5 horas. Adicionar
2. almôndegas e cozinhe em fogo baixo por mais 1-2 horas.
3. Decore com salsa.

Bifes De Atum Grelhado

Ingredientes:

· 1 colher de chá de páprica defumada

· 1 colher de chá de cominho, moído

· 1 colher de chá de pimenta em pó

· Sal e pimenta preta

· ½ xícara de folhas de coentro fresco picado

· 6 dentes de alho picados

· 4 colheres de suco de limão

· 1 xícara de azeite

· 8 bifes de atum Ahi

Instruções:

1. Adicione o coentro, alho, páprica, cominho, pimenta em pó e suco de limão em um alimento
2. processador e pulso para combinar.
3. Aos poucos, adicione o óleo e pulse os ingredientes até obter um
4. uma mistura suave é alcançada.
5. Transfira a mistura para uma tigela, adicione o peixe e misture delicadamente para cobrir o peixe uniformemente com
6. molho. Resfrie por pelo menos 2-2 ½ horas para permitir que os sabores penetrem no peixe.
7. Retire o peixe do refrigerador e pré-aqueça o grelhador a gás/carvão.
8. Escove levemente a grade
9. com azeite, coloque o peixe e grelhe cerca de 5-10 minutos de cada lado.

10. Retire o peixe da grelha, transfira para um prato de servir e sirva com rodelas de limão ou
11. molho preferido.

Tigela De Smoothie De Mirtilo

Ingredientes

10 framboesas

4 morangos

2 Colher de Sopa. cereal de fibra

4 colheres de chá de coco, ralado

2 xícara de mirtilos, congelados

4 colheres de sopa. pó de proteína de soro de leite

½ xícara de iogurte grego sem gordura

1/2 xícara de leite de amêndoa de baunilha, sem açúcar

Preparação

1. Bata os mirtilos no liquidificador
2. Adicione o iogurte, o leite e a proteína em pó, misturando até obter uma massa macia.
3. consistência
4. Coloque em uma tigela e cubra com as framboesas fatiadas
5. morangos, cereais e coco

Espetinhos De Cordeiro Indiano

Ingredientes

2 xícara de iogurte natural sem açúcar

Sumo de 1 lima

4 dentes de alho, amassados

4 colheres de sopa de caril Madras em pó

2 colher de chá de gengibre fresco ralado

2 colher de sopa Splenda

Sal e pimenta-do-reino moída na hora a gosto

2 colher de chá de folhas de hortelã secas ou 2   colher de sopa de hortelã fresca picada

2   libra de cordeiro magro, bem aparado, cortado em pedaços de 2 "

2 . Combine todos os ingredientes para criar a marinada e adicione o cordeiro. Marinar por 8 –

8 horas.

2. Coloque a grelha em fogo alto. Cordeiro seco em toalhas de papel e, em seguida, amarre em espetos.

Grelhe por cerca de 1-5 minutos de cada lado para cozimento médio.

www.ingramcontent.com/pod-product-compliance
Lightning Source LLC
Chambersburg PA
CBHW060719030426
42337CB00017B/2930